MÉNEAU

(A BOURBOULE)

487

ÉRYTHÈME INDURÉ

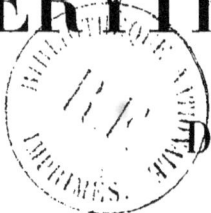

DES SCROFULEUX

BORDEAUX

IMPRIMERIE G. GOUNOUILHOU

11 — RUE GUIRAUDE — 11

—

1896

ÉRYTHÈME INDURÉ

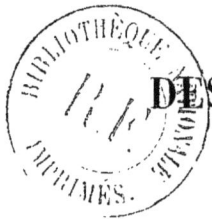

DES SCROFULEUX

ÉRYTHÈME INDURÉ

DES SCROFULEUX

L'affection que Bazin a décrite le premier (¹), sous le nom d'*érythème induré des scrofuleux*, a été ces derniers temps l'objet de nouvelles études de la part des dermatologistes. Les Anglais surtout s'en sont occupés.

Les travaux récemment publiés en ont notablement élargi le cadre au juste détriment de la syphilis. Il nous a donc paru intéressant de reprendre la question pour la mettre au point et surtout pour essayer d'effacer la confusion que laissent dans l'esprit les nombreux écrits relatifs à la question.

De ces courts préliminaires se déduit le plan que nous suivrons.

Après un historique aussi complet que possible, nous présenterons une étude d'ensemble de symptomatologie clinique, puis nous tenterons d'interpréter la nature de la maladie, en insistant sur le diagnostic différentiel et, laissant de côté l'histologie que nos moyens ne nous ont pas permis d'approfondir, nous terminerons par un court exposé des traitements suivis et notamment de celui qui nous paraît le plus rationnel.

Historique. — La première description de l'érythème induré est due à Bazin, qui s'exprime ainsi dans ses *Leçons théoriques et cliniques sur la scrofule :*

« L'érythème induré de nature scrofuleuse n'est pas rare; il se caractérise par des plaques rouges, indurées, sur lesquelles le doigt appliqué fait momentanément disparaître la rougeur, qui ne tarde pas à reparaître au bout de quelques instants. On sent à la peau et sous la peau une induration qui s'enfonce plus ou moins profondément dans le tissu cellulaire sous-cutané. La rougeur, plus ou moins foncée, assez souvent violacée, plus marquée au centre, se fond insensiblement sur la circonférence avec la couleur normale de la peau. Il n'y a sur ces places aucun prurit; la pression avec le doigt y est à peine douloureuse.

» Cette affection s'observe communément sur les jambes, plus souvent peut-être chez les filles que chez les garçons. Je l'ai souvent rencontrée sur les jambes des jeunes blanchisseuses, chez des jeunes filles offrant tous les attributs de la fraîcheur et de l'embonpoint scrofuleux. Son siège de prédilection est la partie externe et inférieure de la jambe. On la voit quelquefois aussi siéger un peu au-dessus du talon, le long du tendon d'Achille. Enfin, on peut la remarquer encore sur la face et je l'ai vue, en cette région, alterner avec l'ophtalmie scrofuleuse. »

Hardy [2] fait rentrer l'érythème induré dans l'érythème noueux : « Chez les sujets scrofuleux, les saillies dures peuvent résister plusieurs mois et même se terminer par une ulcération, à fond grisâtre, peu disposée à se cicatriser. Bazin a décrit cette forme chronique de l'érythème noueux sous le nom d'*érythème induré des scrofuleux;* je serais également disposé à croire que cet érythème est une espèce spéciale, différente du véritable érythème noueux. »

Ce passage manque de clarté. Il est cependant permis d'en déduire que l'auteur identifie la forme chronique de l'érythème noueux avec l'érythème induré de Bazin et distingue la forme aiguë et la forme chronique de l'érythème noueux, au point de faire une forme clinique différente de la dernière. Hardy a cependant eu le mérite de remarquer que les nodosités pouvaient parfois s'ulcérer, caractère sur lequel Bazin reste absolument muet et dont nous verrons, par la suite, toute l'importance.

On peut aussi rapprocher de l'affection qui nous occupe la description que donne Hardy de la scrofulide dite *phlegmoneuse* (p. 966).

Cette variété de scrofulides est caractérisée par le développement de petits abcès cutanés, abcès dermiques, gommes cutanées (Besnier, Vidal). Ces abcès débutent par une petite tumeur qui grossit graduellement et qui peut acquérir le volume d'une amande ou même celui d'une noix; au bout d'un temps assez long, elle se ramollit et la fluctuation annonce la présence du pus.

La peau qui recouvre cette tumeur présente une teinte d'un rouge violacé, s'amincit, finit par se déchirer et laisse écouler du pus séreux, grumeleux, mal lié. Bientôt une croûte se forme sur l'ulcération, l'écoulement se tarit momentanément, puis une nouvelle ouverture ne tarde pas à se faire à côté de la première, souvent au même endroit, pour se refermer encore au moyen d'une nouvelle croûte. Il se forme ainsi successivement plusieurs ouvertures qui finissent par se réunir et par former une ulcération plus ou moins étendue, laquelle présente alors tous les caractères des ulcérations scrofuleuses. Ces abcès peuvent être isolés ou agglomérés et leur nombre est variable. On les rencontre surtout à la face, mais ils peuvent aussi occuper le tronc et les membres.

La durée de chaque abcès est assez longue; la suppuration s'établit assez rapidement, ainsi que la formation des croûtes; mais la cicatrisation des ulcérations est lente; la cicatrice, d'abord violacée, devient blanchâtre, inégale, réticulée. Dans quelques cas, l'ouverture de la tumeur n'a pas lieu, le pus est résorbé, la peau se recolle et il n'y a pas d'ulcération; la place de l'abcès est alors indiquée par une tache violacée et, plus tard, par une cicatrice peu profonde, mais déprimée et inégale.

La durée totale de la scrofulide phlegmoneuse est très longue, surtout lorsque l'éruption se fait par poussées successives; on peut voir des malades chez lesquels les abcès se développent ainsi successivement et chez lesquels la maladie se prolonge pendant plusieurs années.

On ne peut le confondre ni avec les abcès ganglionnaires ni avec les abcès du tissu cellulaire. Le peu de volume de l'abcès et son siège superficiel suffisent pour le faire distinguer.

Cette lésion existe souvent en même temps que les autres variétés de scrofulides et que les autres manifestations de la scrofule.

M. Besnier a présenté, en 1888 ([3]), un cas d'érythème

noueux chronique des membres inférieurs qui entre dans le cadre de l'érythème induré de Bazin.

Il s'agissait d'une jeune femme atteinte aux deux jambes de nodosités aphlegmasiques, naissant de l'hypoderme, atteignant secondairement les couches superficielles de la peau, en prenant une coloration livide, mais n'entrant pas en régression irritative et ne s'ulcérant qu'accidentellement, sous l'action des violences extérieures.

Besnier voyait dans ces nodosités un épiphénomène de l'érythème induré de Bazin, mais faisait remarquer combien ces nodosités avaient d'analogie objective avec les gommes syphilitiques.

M. Feulard en a présenté peu de temps après un autre exemple [4].

Le cas de Besnier consistait surtout en nodosités érythémateuses. Celui de Feulard est plus typique : Il s'agit d'une jeune blanchisseuse, âgée de quinze ans, qui présentait depuis un an des rougeurs, puis de l'enflure aux jambes. Actuellement, on voit à la jambe droite, sur la face antéro-interne, quelques placards de couleur livide, non délimités, sans forme spéciale, desquamant un peu à la surface, indolores à la palpation. Les doigts, promenés sur la surface du membre, permettent de sentir trois ou quatre petites bosselures, du volume d'un gros pois, profondément situées sous la peau (érythème induré nodulaire). A gauche, on trouve à la partie supéro-externe de la jambe une tuméfaction étalée, un peu bosselée, de dix centimètres de large sur douze de long, rouge à la surface, mais présentant dans son ensemble une rougeur violacée, diffuse, avec légère desquamation. A la palpation, on a la sensation d'un véritable gâteau, adhérant à la peau, ayant envahi la région du jumeau externe. Cette masse est dure et douloureuse au palper. L'induration perçue se prolonge le long de la région péronière jusqu'à quatre travers de doigt environ au-dessus de la malléole externe; mais il n'y a pas de rougeur sur ce prolongement. La malade ne souffre pas quand elle est au lit ou au repos; dès qu'elle est debout, il survient de la fatigue, de la douleur et le gonflement augmente (érythème induré massif). Le traitement fit disparaître l'érythème, mais les grosses bosses persistèrent sur les jambes.

Par la suite, une des tumeurs se ramollit et s'ouvrit à la peau, exactement à la façon de ce qui se passe pour les gommes scrofulo-tuberculeuses.

Elliot(⁵) a cité le cas d'une jeune fille qui présentait des nodules multiples sur les jambes. Ces nodules se sont terminés par résolution ou par ulcération avec cicatrisation.

L'affection durait depuis huit ou neuf mois. Elle avait débuté par une plaque rouge sombre, bientôt suivie d'autres qui se groupèrent tout autour. Il ne survint pas d'ulcération, mais de l'atrophie marquée, consécutive à un processus d'involution. On voyait actuellement, sur un espace de trois pouces carrés, une plaque d'infiltration dermique portant des cicatrices. Pas de symptômes subjectifs.

Frappé des ressemblances de cette affection avec les manifestations de la syphilis, bien que la maladie n'eût pas d'origine connue, Elliot soumit la malade au traitement spécifique *intus* et *extra*. Il en serait résulté une prompte et active résolution.

Kaposi (⁶) considère les cas de nodosités érythémateuses ulcérées comme des erreurs de diagnostic avec les gommes.

Brocq (⁷) distingue l'érythème induré des jeunes filles de l'érythème noueux. Il en fait l'apanage du lymphatisme et lui donne, comme causes occasionnelles, la fatigue et le surmenage.

Taylor(⁸) en fait une infection vénérienne.

Crocker (⁹) la rapporte à la strume. Bien qu'il l'ait plus souvent rencontrée chez les jeunes filles ou les jeunes femmes, il en a vu aussi des cas chez les garçons et chez les femmes arrivées à la moitié de la vie. Une fois, les membres supérieurs étaient envahis. Il a noté sa plus grande fréquence en hiver, chez les individus sujets au froid aux mains et aux pieds ou obligés, de par leur profession, à rester longtemps debout. La douleur et la sensibilité manquent en général, mais peuvent parfois être très marquées.

Il diffère de l'érythème noueux par l'absence de symptômes fébriles, sa longue durée, ses rechutes, son indolence et par le nombre des lésions.

Il diffère de la gomme syphilitique par l'étiologie, la durée, l'évolution, la résistance au traitement spécifique.

C. Fox a publié, en 1893 ([10]), un article sérieusement documenté sur la question, basé sur neuf cas inédits. Comme particularité, je crois devoir signaler la simultanéité du lupus érythémateux avec l'érythème induré. Malheureusement, dans la description, les lésions du lupus érythémateux ne sont pas suffisamment diagnostiquées des lésions d'érythème induré. Le lupus érythémateux siégeait au pavillon de chaque oreille, sur le dos d'un doigt, dans la ligne moyenne du front et l'érythème à la face interne de chaque jambe, au-dessous du molle

Il cite l'opinion de Pringle qui identifie la maladie aux gommes scrofuleuses.

La même année parut un long travail de J. Hutchinson ([11]), basé sur dix-sept observations d'érythème induré.

Voici les conclusions de ce travail :

1º La description de Bazin n'est pas complète, en ce sens qu'il ne fait aucune allusion à l'ulcération, qui est cependant le trait le plus saillant de la maladie.

2º Il est très important de nettement différencier l'érythème induré de la syphilis, en raison des préjudices de toutes sortes que la confusion peut causer au malade.

3º L'affection n'est pas due à un contage spécifique; mais elle revêt un caractère infectieux, car un ulcère en engendre d'autres. Ils résultent d'inflammations auto-infectieuses sous-cutanées survenant chez les jeunes filles sujettes aux rechutes, difficiles à guérir; elles présentent certaines apparences de syphilis, avec laquelle on peut les confondre.

4º Les ulcères scrofuleux des jambes ne sont qu'une phase de la maladie scrofuleuse.

5º L'appellation de Bazin est incomplète, puisqu'elle omet l'ulcération, et trop longue pour l'usage familier. Hutchinson propose de la remplacer par celle de maladie de Bazin qui tout en étant plus courte, plus facile à retenir, rappelle le nom du savant qui l'a décrite le premier.

Patteson ([12]) a réétudié la question, à l'occasion d'un nouveau cas, sans rien y ajouter.

White ([13]) a fait une bonne étude de la question, basée sur quatre cas nouveaux. Nous y reviendrons au chapitre du diagnostic.

Pringle([14]) a cité une observation d'érythème induré affec-
tant les bras, chez un homme.

SYMPTOMATOLOGIE. — L'érythème induré est une des pre-
mières manifestations cutanées de la scrofule (scrofulide bénigne tégumentaire de Bazin). Mais il n'est pas rare de la voir
se changer en scrofulide maligne, se transformer d'affection
purement érythémateuse en affection ulcéreuse, pour conti-
nuer à employer l'ancienne terminologie de cet auteur.

On peut donc lui décrire deux types : l'un que nous appel-
lerons le *type Bazin,* dont la description se trouve bien
exposée dans ses *Leçons sur la scrofule;* l'autre que nous
pourrions appeler *type Hutchinson,* du nom du savant anglais
qui en a donné la description la plus complète.

Type Bazin. — Le type Bazin comprend ces formes mor-
bides caractérisées par des nouures profondes, indolentes,
contusiformes, non ulcérées, généralement à marche traînante.
Ces nodules surviennent surtout aux jambes, soit au niveau
des mollets, soit un peu au-dessus ou au-dessous. Les deux
jambes sont généralement atteintes en même temps, mais les
ganglions de l'aine ne sont jamais pris. Les nodules, fermes,
arrondis, dont la grosseur peut varier du volume d'un pois
à celui d'une noisette ou même davantage, se réunissent au
nombre de six à dix, en formant plaque. Ces plaques, indolentes même à la pression, non prurigineuses, ne peuvent se
sentir qu'à la palpation. La peau qui les recouvre est difficile-
ment mobilisable. La lésion peut ainsi rester localisée à l'hypoderme pendant un temps considérable, sans faire saillie sur la
peau sus-jacente. Un peu plus tôt, un peu plus tard, le nodule
envahit les couches plus superficielles ; la peau, indemne
jusqu'ici, prend alors une teinte livide, un peu rougeâtre, puis
violacée, analogue quoique moins vive à celle de l'érythème
noueux, mais on n'y voit jamais la même succession de teintes
que dans cette dernière maladie.

Parfois cependant il arrive que, sous l'influence d'un trau-
matisme, d'une inflammation quelconque, il se produise des
ulcérations superficielles, rappelant l'aspect des engelures
ulcérées. Le retour du froid est une cause de rechutes ; mais
celles-ci sont surtout dues aux changements qui, survenant

dans les conditions de la santé générale, produisent des modifications dans la vitalité des tissus. La coexistence des engelures, de l'œdème des jambes, des troubles de la menstruation, a été souvent notée.

On pourrait considérer ces cas comme des formes de transition entre le type Bazin et celui qui nous reste à étudier.

Type Hutchinson. — Ici, l'aspect est très différent. La maladie débute également par des nodules arrondis, parfois ovoïdes, situés suivant l'axe du membre, habituellement discrets, au nombre de six à dix sur chaque jambe; mais leur nombre peut dépasser ce chiffre et leur disposition peut varier, les nodules se groupant, se suivant l'un près de l'autre.

Il se produit alors des aires d'infiltration considérables qui se terminent, soit par suppuration, soit par nécrose, en aboutissant à l'atrophie cicatricielle des tissus intéressés.

Ici ce n'est pas, comme dans le premier type, la nouure qui forme la caractéristique de l'affection, c'est l'ulcération.

L'aspect général rappelle beaucoup celui de certaines syphilides, bien que les sujets qui en sont porteurs en soient d'habitude absolument indemnes.

Il est rare que le nodule suppure en masse, dans son entier. Généralement, il se produit une petite perforation qui donne issue à un peu de séro-pus, l'orifice et la quantité de l'écoulement étant toujours minimes. Si la lésion se nécrose en masse, il se forme un ulcère, rond ou ovale, qui ressemble en bien des points à celui que laisse une gomme syphilitique. Cette nécrose aboutit à des ulcères polycycliques qui ressemblent, en effet, à ceux des gommes syphilitiques; à bords non nettement déterminés, surplombants, déchiquetés, parfois recouverts de croûtes rupiaformes profondes. L'ulcération est généralement spontanée et n'est pas toujours consécutive à des blessures extérieures (4). La marche de l'affection est toujours lente.

L'indolence est la règle; mais s'il survient de l'inflammation, de l'œdème dû à la fatigue, il peut se produire de violentes douleurs.

La progression de l'ulcère se fait par l'infection des bords, ce qui lui permet d'atteindre de grandes dimensions.

La distribution des lésions varie. La partie postéro-externe

des jambes, juste au-dessous du mollet, est le point d'élection;
mais on a rencontré des lésions sur toute la région située
au-dessous des genoux, par suite des troubles circulatoires
plus fréquents aux extrémités inférieures. Fox [11] les a ren-
contrées deux fois à la face antéro-inférieure de la cuisse.
Parfois la maladie reste limitée à un membre. Le diagnostic
avec la syphilis devient alors beaucoup plus ardu.

Bazin l'a vue siéger à la face, où elle alternait avec l'ophtalmie scrofuleuse. Dans un cas de Crocker (cité par Fox), l'affection, caractéristique aux jambes, s'accompagnait de quelques
nodules aux membres supérieurs. White l'a vue siéger aux bras.

Malheureusement les différentes descriptions cliniques de
ces localisations anormales ne nous ont pas paru assez com-
plètes pour mériter d'être citées et pour entraîner la convic-
tion. Seule, la coexistence de lésions analogues aux lieux
d'élection pourrait plaider en faveur de l'identité des deux
affections. Dans les cas de localisations anormales uniques, le
diagnostic est beaucoup moins certain. Il est probable que les
nodules que l'on rencontre sur les mêmes sujets sont partout
de même nature, qu'ils intéressent les extrémités inférieures,
les bras, le dos des doigts ou les oreilles.

L'érythème induré se montre chez les sujets lymphatiques
ou scrofuleux, à santé précaire, à circulation défectueuse,
maigres, chétifs, mal venus, pâles, bouffis, ayant enfin l'ha-
bitus dit scrofuleux. Il peut affecter soit des scrofuleux en
puissance, soit des malades déjà porteurs de lésions tégumen-
taires ou ganglionnaires. On a même noté, mais plus rarement, l'absence de symptômes constitutionnels définis.

La maladie est plus fréquente chez les jeunes filles, probablement à cause de l'abondance du tissu cellulaire sous-
cutané, mais tous les sexes et tous les âges en sont passibles.

Bazin, White et Crocker ont vu des jeunes garçons atteints.

Les sujets ont généralement de douze à dix-sept ans, mais
Crocker a cité un cas chez une femme qui avait dépassé la
cinquantaine.

L'hérédité, la mauvaise hygiène, la profession, sont des
causes prédisposantes. Hutchinson a noté la fréquence de
cette affection chez les épileptiques et les malades ayant été
longtemps soumis à l'usage interne du bromure de potassium.

Il explique le fait en attribuant aux bromures une action hypotrophiante, entraînant une diminution de la vitalité des tissus. Nous serions plutôt tenté d'invoquer l'action débilitante des maladies qui réclament l'usage de ce médicament que celle du remède lui-même.

Les auteurs anglais ont aussi noté, comme causes occasionnelles : les piqûres, les morsures d'insectes, les irritations, meurtrissures et blessures légères auxquelles les jambes sont particulièrement exposées. Les auteurs français n'en font pas mention.

NATURE. PATHOGÉNIE. — La nature de l'affection est loin d'être élucidée.

On a voulu l'attribuer à des troubles circulatoires du système veineux. Le caractère des lésions, leur marche, leurs symptômes ne concordent pas avec l'existence d'une thrombose ou d'une phlébite. Les varices ne forment pas non plus le trait saillant de l'affection.

L'âge auquel elle se développe d'ordinaire, l'absence presque constante de stigmates de syphilis héréditaire ou acquise, la durée des lésions font exclure la spécificité.

Les lésions circonscrites, indolentes, de l'érythème induré peuvent-elles directement surgir comme manifestations d'un état constitutionnel tel que le lymphatisme ou la scrofulo-tuberculose? Sont-elles dues à un trouble local de la nutrition dépendant lui-même de la circulation des vaisseaux sanguins ou lymphatiques, sans relever d'aucune diathèse? Faut-il y voir une action des nombreux microbes saprogènes qui pullulent sur la peau? Autant de points encore à l'étude. Il est probable cependant que les produits d'inflammation banaux qui s'y trouvent deviennent, par suite d'un vice de la nutrition dépendant en général de la diathèse scrofuleuse, des agents d'infection locale, ce qui explique la marche extensive de l'affection. Mais, même dans les cas survenant chez des scrofuleux avérés, l'influence du bacille tuberculeux est des moins prouvées. Beaucoup de cas sont mal définis, bien que leur nature soit probablement identique; ils ne présentent cependant pas de caractères particuliers permettant d'en expliquer toujours la pathogénie.

C'est ainsi qu'aux jambes, beaucoup de ces nodules présentent une ressemblance frappante avec les gommes nodulaires
syphilitiques ou tuberculeuses; tandis qu'aux extrémités supé-
rieures, ils se rapprochent plutôt du type engelures.

DIAGNOSTIC. — L'érythème induré des scrofuleux doit être
différencié :

1º De l'érythème noueux ;

2º Des gommes syphilitiques et scrofulo-tuberculeuses;

3º Du lupus érythémateux des membres ;

4º Des engelures ;

5º De la thrombose ;

6º De la phlébite ;

7º De la sclérodermie ;

8º Des nodosités rhumatismales et médicamenteuses.

1º *Érythème noueux.* — Ce n'est qu'avec notre premier type
que la confusion serait possible, le deuxième type étant carac-
térisé par des ulcérations qui n'appartiennent nullement à
l'érythème noueux. Suivant Bazin ([15]): « L'érythème induré
scrofuleux, confondu par Willan et Bateman avec l'érythème
noueux, s'en distingue par les caractères suivants : il se manifeste chez des malades qui ont une constitution molle et un
tempérament lymphatique; il est constitué par une plaque
ordinairement unique, d'un rouge vineux, plus large que les
taches observées dans l'érythème noueux et qui est situé à la
partie externe ou antérieure des jambes, plaque non douloureuse et formée par une induration uniforme limitée à la
peau; enfin, il ne s'accompagne pas de symptômes fébriles et
présente une longue durée. »

Suivant White ([14]), l'érythème induré a les plus grandes
ressemblances avec l'érythème noueux. Mais ses nodules sont
plus profondément situés, plus rarement groupés. Son siège
de prédilection est différent. Au début, la peau est normale
sur les nodosités. Ce n'est qu'au bout de quelques semaines
qu'elle devient rouge sombre, même brunâtre. Jamais elle ne
présente cet aspect brillant, hyperémié, coloré, cette marche
rapide de l'érythème noueux. Elle dure, en effet, des semaines,
des mois même avant de rétrocéder.

Le début de l'érythème noueux est beaucoup plus bruyant.

Il s'annonce par du malaise, de l'anorexie, des symptômes fébriles, des picotements ou des démangeaisons sur les parties qui seront le siège de l'affection cutanée.

L'éruption, qui se manifeste ordinairement par des saillies rouges, discrètes, isolées, peut former aussi des tumeurs confluentes, en larges plaques bosselées. Ces plaques ont une coloration intense, rouge foncé et même violacé. Par le toucher, on constate qu'elles reposent sur une induration et forment une sorte de nodosité qui pénètre dans le tissu cellulaire. Enfin, elle sont très douloureuses à la pression.

Vers le huitième jour, les tumeurs diminuent et se ramollissent, au point de donner la sensation d'une fluctuation obscure. Leur coloration rouge est remplacée par une teinte bleuâtre et, plus tard, par une couleur jaunâtre, ecchymotique, qui disparaît du douzième au quinzième jour.

Au résumé, dans l'érythème induré, la couleur est la même sur toute l'étendue de la plaque, l'induration est égale, la pression est indolore; dans l'érythème noueux, la couleur offre les nuances de l'ecchymose, l'induration présente des nodosités; la pression est plus ou moins douloureuse.

De plus, l'érythème induré peut se développer sur toute la périphérie du membre, au lieu de rester cantonné à la partie antérieure. Sa durée est plus longue et son indolence beaucoup plus marquée.

Enfin, l'érythème noueux peut atteindre des sujets vigoureux, bien portants, exempts de toute tare constitutionnelle.

La nécrose consécutive et la production des cicatrices éclaireront le diagnostic dans les cas appartenant au deuxième type.

2° *Gommes syphilitiques.* — Hardy [2] et Trousseau [16] avaient déjà constaté la ressemblance avec les ulcères syphilitiques de ces formes particulières d'érythème induré qui donnent lieu à ce que nous avons décrit sous le nom de *type Hutchinson,* où les nodules s'allongent, se ramollissent, en produisant des ulcérations rondes, excavées, à fond grisâtre.

Fournier avait indiqué la grande analogie qu'elles présentent avec les infiltrations gommeuses, en nappe, en galette, en gâteau. Le cas d'érythème induré d'Elliot [5] avait même été regardé comme relevant de la syphilis.

Suivant Kaposi [6], « des gommes non ulcérées des jambes

peuvent être confondues avec l'érythème noueux, si elles se trouvent sur les deux jambes. Les nodosités syphilitiques sont toujours nettement délimitées et aisées à saisir entre les doigts. Les nodosités érythémateuses, au contraire, n'ont pas de contours arrêtés. Les cas, rapportés par les auteurs, de nodosités érythémateuses ulcérées ont rapport à des erreurs de ce genre. »

Hutchinson (¹¹) a beaucoup insisté sur le diagnostic diffé-rentiel avec la syphilis.

La gomme reste longtemps hypodermique, sans changement de couleur à la peau, indolente; lorsqu'elle a atteint le derme, elle subit des phénomènes de phlegmasie spécifique, qui ne se produisent jamais dans l'évolution propre de la nodosité érythémateuse.

Nous pourrons la différencier de la façon suivante :

Les gommes syphilitiques ne restent pas cantonnées dans une même région; elles sont de plus indifférentes à la consti-tution et se rencontrent aussi bien chez les arthritico-sanguins que chez les lymphatiques. Elles sont plus fréquentes à l'âge adulte ou vers la vieillesse et descendent plus bas sur les chevilles que l'érythème des scrofuleux. Plus tard, elles affec-tent souvent une forme rongeante, présentent une surface granuleuse, mûriforme et un fond raviné.

La syphilide tuberculeuse non ulcérée (syphilide gommeuse sèche de Fournier) fait une saillie arrondie, nettement appré-ciable *à la surface du derme,* de couleur variant du rouge cuivré au rouge sombre. Sa surface est lisse et comme vernie. Elle reste donc moins longtemps cantonnée dans la profondeur du derme que le nodule de l'érythème induré. Elle est de plus mieux limitée et beaucoup plus mobile.

Ulcérée (syphilide gommeuse ulcérative de Fournier), elle fournit une suppuration plus abondante que la deuxième forme de l'érythème induré et suscite des douleurs beaucoup plus vives. L'évolution est plus rapide; l'ulcération est plus profonde, plus nettement entaillée, ses bords plus adhérents, son fond plus grisâtre, plus bourbillonneux, comme revêtu de détritus organiques. Enfin, la syphilide tuberculeuse ulcérée se répare très rarement d'elle-même, mais le traitement spéci-fique en vient beaucoup plus rapidement à bout.

Gommes scrofuleuses. — La durée des ulcérations scrofuleuses est presque indéfinie.

Contrairement à l'érythème induré, leur siège de prédilection est la face, le cou. Les membres ne sont que beaucoup
plus rarement atteints.

Au début, on peut les sentir facilement rouler sous le doigt.

Progressivement, la peau d'incolore devient rosée, jaunâtre,
violacée. La pression amène une douleur passagère et permet
de constater une fluctuation vraie ou fausse.

A la loupe, on aperçoit quelques varicosités.

Le doute sera permis dans ces cas d'ulcères limités aux
jambes, qui débutent non pas à la surface, mais dans la profondeur du tissu sous-cutané. Cependant, la gomme tuberculeuse est, d'une part, plus franchement suppurante, a plus
de tendance à se ramollir que la première forme d'érythème
induré (type Bazin); et a, d'autre part, moins de multiplicité,
moins de mobilité et moins de polymorphisme que les lésions
ulcéreuses de la deuxième forme (type Hutchinson). Enfin,
elles s'adressent à des sujets généralement plus jeunes et
acquièrent de plus grandes dimensions que l'affection qui
nous occupe.

3° *Lupus érythémateux.* — Le lupus érythémateux des
membres est rare.

Il n'y a pas de confusion possible dans les cas de lésions
typiques des doigts ou des orteils. Mais il n'en est pas toujours
ainsi.

Dans un cas de lupus érythémateux généralisé, observé à la
Clinique dermatologique de la Faculté par M. le professeur
W. Dubreuilh, les lésions des membres consistaient en grosses
nodosités hypodermiques analogues à celles de la maladie de
Bazin. Siégeant dans l'hypoderme, exclusivement profondes,
elles n'offraient au début ni saillie ni changement de couleur à
la surface. La palpation, seule, permettait de sentir un noyau
induré profond et provoquait une douleur contusive. L'affection évoluant, ces nodules formaient saillie sur la peau et
atteignaient la surface qui devenait violacée.

Ils s'en distinguaient par l'absence de localisation spéciale
aux jambes, ne s'ulcéraient pas; leur évolution était plus
rapide et, enfin, elles coïncidaient avec d'autres manifestations

typiques de lupus érythémateux. Si elles avaient existé seules, elles n'auraient pas permis un diagnostic différentiel.

4° *Engelures.* — Au sujet d'une présentation d'Hutchinson, *On true yaws,* M. W. Dubreuilh a fait remarquer, au Congrès de Vienne de 1892, l'analogie qui existait entre les engelures profondes et l'érythème induré.

Les deux lésions affectent, en effet, la même couleur pourprée, même lenteur évolutive, même indolence. L'hiver est également leur époque d'apparition ou d'aggravation. Elles sévissent, enfin, aussi surtout chez les jeunes filles dont la circulation est faible, ralentie, sujettes au froid et à la cyanose des extrémités.

L'analogie est donc frappante avec l'érythème induré des scrofuleux non ulcéré (premier type).

Elle l'est moins avec les lésions du deuxième type, dont les ulcérations sont moins blafardes d'aspect et plus excavées; mais elle en diffère, comme toutes les autres variétés d'engelures, par le siège, le volume moins considérable et la durée moins longue des lésions.

5° *Thrombose et phlébite.* — Le nombre des lésions, l'absence de symptômes inflammatoires actifs, le cours de l'affection suffiront à exclure la thrombose.

Les phlébites circonscrites avec lésions périveineuses prédominantes, qui pourraient seules prêter à confusion, sont ordinairement sous la dépendance des varices. Elles sont plus douloureuses; leurs limites sont plus diffuses; leur durée est plus courte; elles sont limitées à un seul membre.

6° La sclérodermie en plaques est rarement limitée aux membres inférieurs. Les plaques sont alors mieux circonscrites, plus lisses, plus blanches et entourées d'une mince bordure violette.

7° Les nodosités développées à la suite du rhumatisme dans l'hypoderme ne s'accompagnent pas de rougeur du tégument.

8° Les nodosités érythémateuses développées à la suite de l'ingestion d'iodure de potassium ressemblent davantage à l'érythème induré, mais elles occupent aussi bien les membres supérieurs que les membres inférieurs, évoluent rapidement et l'interrogatoire du malade suffit à éclairer le diagnostic.

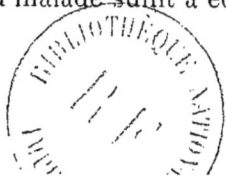

PRONOSTIC. — Comme toutes les affections de la scrofule secondaire (scrofulides malignes de Bazin), l'érythème induré ulcéré est sérieux, long et difficile à guérir. S'il ne met pas la vie en danger, il est pénible par sa durée interminable, la gêne pour la marche et les douleurs qu'entraînent les ulcérations.

L'érythème induré non ulcéré (scrofulide érythémateuse bénigne de Bazin) est beaucoup moins grave. Ne détruisant pas les tissus, il ne laisse jamais de traces et se montre moins réfractaire aux agents thérapeutiques.

Les conditions hygiéniques et physiologiques des sujets modifient d'ailleurs évidemment le pronostic.

TRAITEMENT. — Le traitement doit être local et général. Localement, on a préconisé l'iodoforme (Crocker), le liniment camphré composé, le liniment iodé, diverses applications résolutives, la pommade au turbith minéral (Hutchinson), le nitrate d'argent, avec plus ou moins de succès.

Le repos au lit, la compression méthodique pendant la station debout valent mieux. Il est cependant à remarquer que la compression par la bande en caoutchouc est irritante. Son action aura donc besoin d'être surveillée.

On a préconisé, à l'intérieur, l'iodure de potassium, le bi-iodure d'hydrargyre, le fer sous ses diverses formes, l'huile de foie de morue, le sulfure de calcium, les hypophosphites et la série des toniques ordinaires.

L'iodure de potassium semble avoir une action nuisible.

Le mercure paraît salutaire, au contraire. Suivant Hutchinson, il favoriserait la nutrition chez les scrofulo-tuberculeux.

En un mot, le traitement de la diathèse n'a pas ici d'indication spéciale.

Une bonne hygiène, le séjour au bord de la mer, tous les moyens thérapeutiques capables d'accélérer la nutrition, d'activer les échanges devront être employés.

Comme médicaments de choix, on prescrira alternativement le fer, l'iode, le tannin et l'arsenic.

Les eaux sulfureuses et arsenicales trouveront leur emploi.

J'ai été souvent à même d'apprécier l'efficacité de La Bourboule, en particulier, dans des cas analogues.

En dehors de son action topique, qui tend à faire cicatriser les ulcérations, l'eau agit comme reconstituant, en modifiant les conditions de l'organisme et en relevant l'énergie vitale. Elle trouve donc ici une double indication.

CONCLUSIONS. — Au résumé :

L'érythème induré des scrofuleux se présente sous deux formes distinctes : l'une décrite par Bazin, caractérisée par des nouures profondes, indolentes, à marche traînante, ne s'ulcérant jamais ; l'autre, surtout décrite par les Anglais, aboutissant à l'ulcération qui en fait le caractère principal.

Ces deux formes sont deux manifestations d'un même type morbide et ne peuvent être distraites l'une de l'autre. Entre ces deux types existent des formes de passage.

Chaque lésion peut durer des semaines et des mois, et ce qui prolonge même leur durée, c'est la récidive saisonnière qu'elles présentent généralement.

Elles sévissent surtout chez les lymphatiques ou les scrofuleux. Le traitement doit être avant tout hygiénique et s'adresser autant à la maladie-cause qu'à la lésion-effet.

BIBLIOGRAPHIE.

[1] BAZIN. — *Leçons théoriques et cliniques sur la scrofule*, 2e édit., 1861, p. 146.

[2] HARDY. — *Maladies de la peau*, 2e édit., 2e partie. Paris, 1863.
— *Traité des maladies de la peau*, 1886, p. 635 et 966.

[3] BESNIER. — Réunion clin. hebd. des Méd. de l'hôp. Saint-Louis, 29 novembre 1888.

[4] FEULARD. — *Ibid.*, 17 janvier 1889.

[5] ELLIOT. — *Journ. of. cut. and. gen.-urin. dis.*, 1892 ; cité par C. Fox.

[6] KAPOSI. — *Path. et trait. des maladies de la peau*, 2e édit. franç., 1891, t. I, p. 393.

[7] BROCQ. — *Traitement des maladies de la peau*, 2e édit. 1892, p. 261.

[8] TAYLOR. — BUMSTEAD and TAYLOR, 5e édit.

[9] CROCKER. — *Diseases of the Skin.*, 1893, p. 75.

[10] C. FOX. — *British Journ. of Derm.*, august and october 1893.

[11] HUTCHINSON. — *Arch. of Surgery, passim.*

[12] PATTESON. — *British Journ. of Derm.*, 1893, p. 338.

[13] WHITE. — *Journ. of cut. and gen.-urin. dis.*, novembre 1894.

[14] PRINGLE. — *British Journ. of. Derm.*, 1896, p. 96.

[15] BAZIN. — *Leçons théoriques et cliniques sur les affections cutanées de nature arthritique et dartreuse*, 1868, p. 170.

[16] TROUSSEAU. — *Clin. méd. de l'Hôtel-Dieu*, 1868, t. I, p. 165.

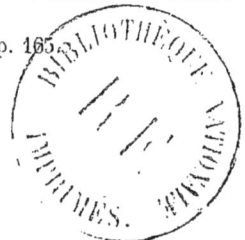

Bordeaux. — Imp. G. GOUNOUILHOU, rue Guiraude, 11.

189

www.ingramcontent.com/pod-product-compliance
Lightning Source LLC
Chambersburg PA
CBHW060537200326
41520CB00017B/5270